AF340380

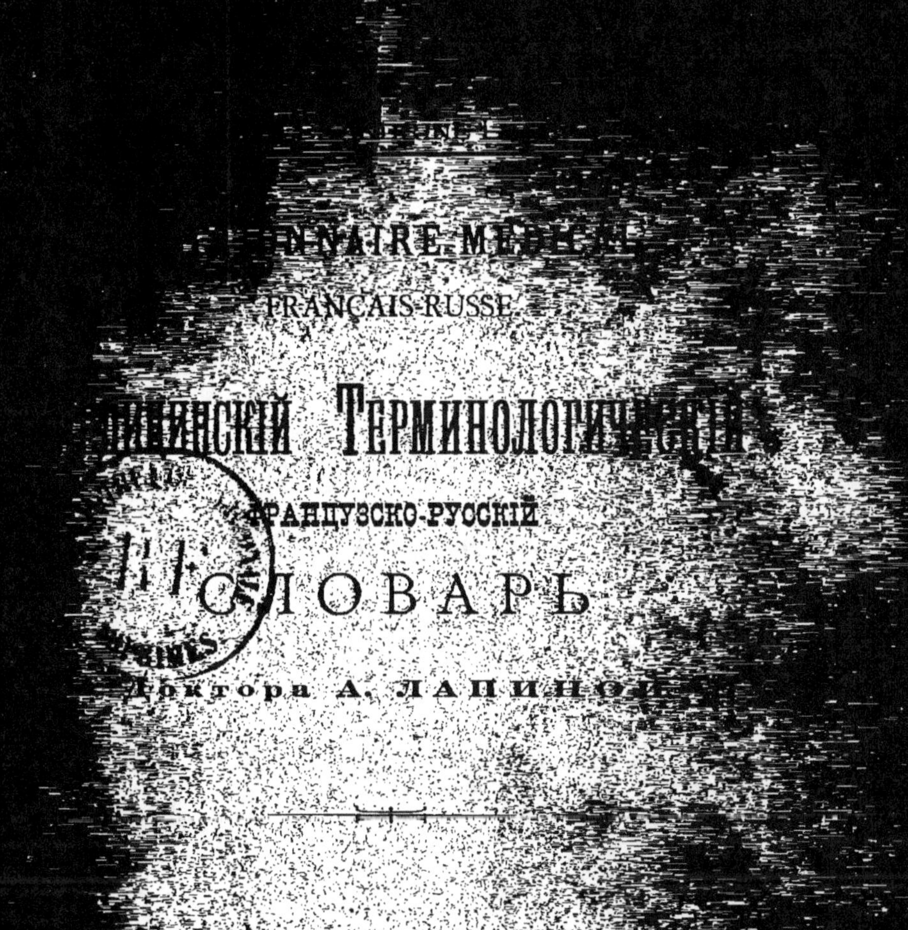

С.-ПЕТЕРБУРГЪ.
Типографія Министерства Путей Сообщенія
(Т-ва И. Н. Кушнеревъ и К°), Фонтанка, 117.
1899.

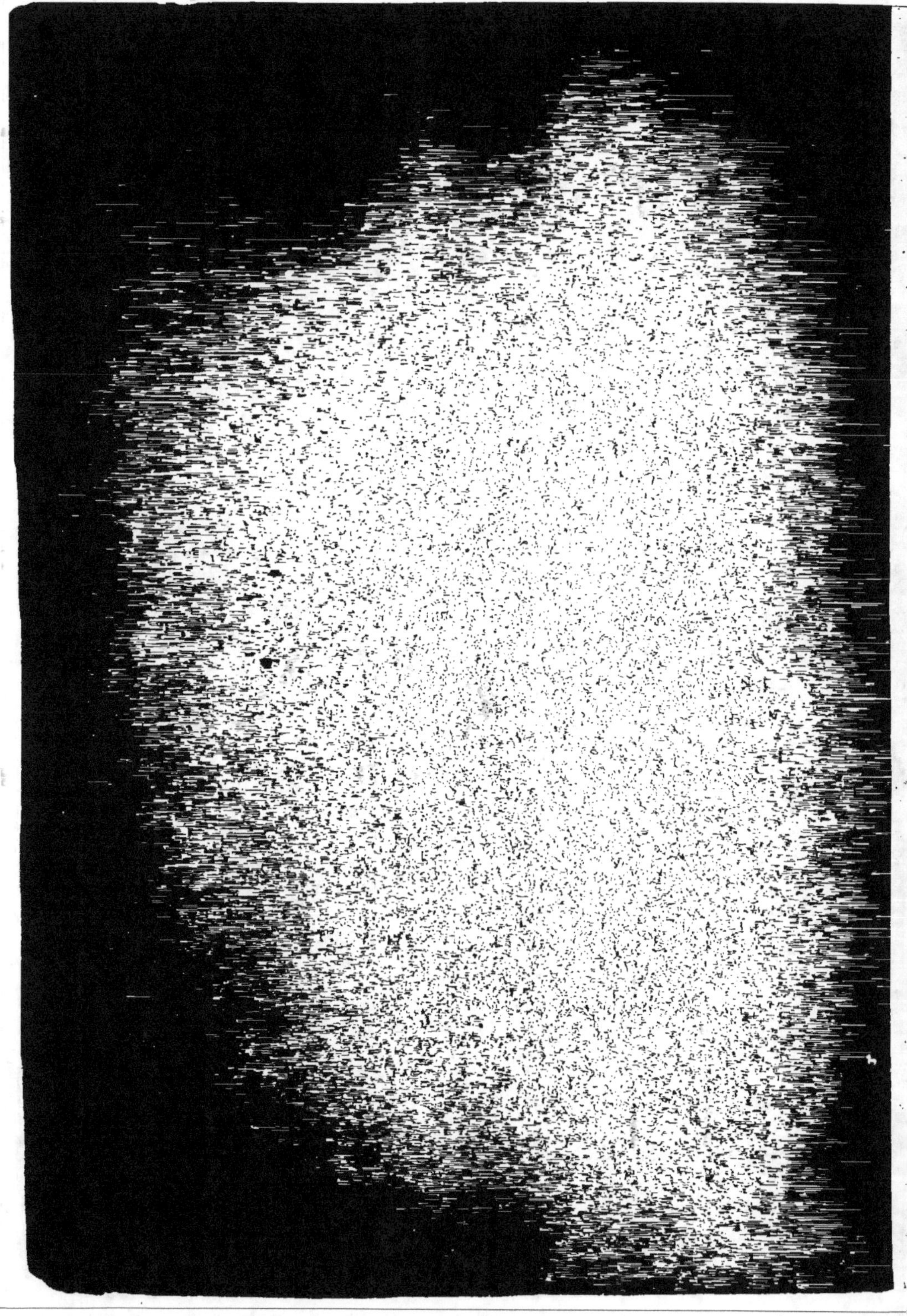

Aubriétie, Bot.	аубріеція.
Aucube, Bot.	аукуба.
Audiphone,	аудифонъ.
Auditif (nerf) v. acoustique,	
Auditif (appareil),	слуховой аппаратъ.
Auditif (conduit—externe),	наружный слуховой проходъ.
— portion cartilagineuse de conduit,	хрящевой слуховой проходъ.
— portion osseuse de conduit,	костяной слуховой проходъ.
Auditif (conduit—interne),	внутренній слуховой проходъ.
Auditoire, sm.	аудиторія.
Aulne ou aune, sm. arbre, l. Alnus,	ольха.
Aunée, sf. plante,	девясилъ.
Aura épileptique,	аура.
Auriculaire,	ушной.
Auriculaire (artère—postérieure), l. art. auricularis post.	задняя артерія ушной раковины, задняя околоушная или ушная артерія.
Auricule,	сердечное ушко.
Auriculo — ventriculaire	венозное отверстіе.

(orifice ou veineux). Anat. coeur.	
Aurifier,	пломбировать золотомъ.
Aurine,	ауринъ.
Aurone mâle, citronelle l. Artemisia Abrotanum Linn,	Божье дерево.
Auscultation, sf.	аускультація, выслушиваніе.
Auscultation du coeur,	выслушиваніе сердца.
Auscultation du coeur foetal,	выслушиваніе фетальныхъ сердечныхъ тоновъ.
Auscultation obstétricale,	выслушиваніе, примѣняемое въ акушерской практикѣ.
Auscultation de la voix,	аускультація голоса.
Ausculter,	выслушивать.
Autoclave,	автоклавъ (приборъ для стерилизаціи).
Autodigestion,	самопервариваніе желудка.
Automatisme des centres respiratoires,	автоматія дыхательныхъ центровъ.
Autoinfection,	самозараженіе.
Autointoxication,	самоотравленіе, автоинтоксикація.

Autopsie cadavérique, sf.	вскрытіе трупа.
Avant-bras,	предплечье.
— muscles de l'avant-bras,	мышцы предплечья.
— os de l'avant-bras,	кости предплечья.
Aveugle, sm.	слѣпой.
Avivement,	оживленіе.
Avoine, sf.	овесъ.
l. Avena sativa,	
Avortement ou fausse couche,	выкидышъ.
Avortement provoqué,	искусственный законный или такъ называемый врачебный выкидышъ.
Avortement, Bot.	недоразвитіе.
Axe, sm.	ось.
Axe visuel,	зрительная ось.
Axe optique,	оптическая ось.
Axe de suspension du fléau, Phys. balances.	ось привѣса коромысла.
Axillaire,	подмышечный.
Axillaire (artère), l. Arteria axillaris,	крыльцовая артерія.
Axillaire (bourgeon), Bot.	пазушная почка.
Axis ou seconde vertèbre cervicale	второй шейный позвонокъ.

Axis corps de l'axis,	тѣло втораго шейнаго позвонка.
Axonge, sf. graisse de porc,	свиное сало.
Azalée, Bot.	ацалея.
Azolle, Bot.	ацолла.
Axonisée (eau),	азонированная вода.
Azoospermie,	азооспермія, отсутствіе сѣмянныхъ нитей въ сѣмянной жидкости.
Azotates ou nitrates,	соли азотной кислоты.
Azote, sm. gaz. Nitrogène,	азотъ.
— combinaisons de l'azote avec l'oxygène,	кислородныя соединенія азота.
— protoxyde d'azote, gaz hilarent,	закись азота, веселящій газъ.
Azotique (acide),	азотная кислота.
Azoturie,	азотурія.
Azygos (veine),	непарная вена.
Azyme, sm. pain azyme, Pharm.	облатка.
Azymutal (cercle), Phys.	азимутальный кругъ.

B.

Babinet (robinet à double épuissement ou robinet de —), Phys.	кранъ Бабине или кранъ двойного истеченія.
Bacille, sm. Bacillus,	бацилла.
Bacillus aceti, mycoderma aceti,	бацилла уксусно-кислаго броженія.
Bacille du foin,	сѣнная бацилла.
Bacille-virgule,	запятовидная бацилла.
Bacillus butyricus, Bacillus amylobacter, clostridium butiricum,	бацилла масляно-кислаго броженія.
Bactéries, sfpl.	бактеріи.
Bactéries patogènes,	патогенныя бактеріи.
Bactériologie, sf.	бактеріологія, ученіе о микроорганизмахъ.
Bactériologique (examen),	бактеріологическое изслѣдованіе.
Badiane, v. Anis étoilé,	
Badigeonnage, sm.	смазываніе.
Baie, sf.	ягода.
Baignoire oculaire, sf.	глазная ванночка.

Baîllement, sm.	зѣвота.
Bain, sm.	ванна.
Bain de son,	ванна изъ отрубей.
Bain de vapeur,	паровая ванна.
Balance, sf.	вѣсы.
— sensibilité de la balance,	чувствительность вѣсовъ.
Balance hydrostatique,	гидростатическіе вѣсы.
Balance de précision,	точные вѣсы.
Balance de torsion,	крутильные вѣсы.
Balanite, sf. inflammation du gland, l. Balanitis,	воспаленіе головки дѣтороднаго члена.
Balano-posthite, inflammation du gland et du prépuce, l. Balano-posthitis,	воспаленіе головки и внутней пластинки крайней плоти.
Baleine, sf. Mamm.	китъ.
Ballote cotonneuse, l. Ballota lanata,	пушистый пустырникъ, мохнатый львиноустъ, кудренникъ.
Ballote noire ou Marrube, l. Ballota Nigra Linn.	обыкновенный чернокудренникъ.
Ballota foetida Lamarck,	
Ballotement, un sygne certain de grossesse,	баллотированіе плода представляетъ одинъ изъ вѣрныхъ признаковъ беременности.

Balnéographie, sf.	описаніе водъ.
Balnéologie, sf.	балнеологія.
Balnéothérapie, sf.	леченіе водою.
Balsamine, sf. plante.	бальзаминъ.
Balsaminées, Bot.	бальзаминовыя.
Bambou, sm. Bot.	бамбукъ.
Bananier, sm. arbre, l. Musa paradisiaca,	банановое дерево.
Bandage, sm.	повязка.
Bandage amydonné (Seutin),	крахмальная, клейстерная повязка предложенная Seutin'омъ.
Bandage dextriné,	декстринная повязка.
Bandage à la glu,	клеевая повязка.
Bandage en huit de chiffre,	восьми-образная повязка.
Bandage inamovible,	неподвижная повязка.
Bandage plâtré,	гипсовая повязка.
Bandage en T.,	Т-образная повязка.
Bande, sf.	бинтъ.
— chef initial d'une bande,	начальная головка бинта.
— chef terminal d'une bande,	конечная головка бинта.
Baobab, sm. v. Andansonie,	
Baraque, sf.	баракъ для больныхъ.
Barbe, sf.	борода.

Barbiturique (acide), malonylurée,	барбитуровая кислота, малонилъ-мочевина.
Bardane, sf. plante, l. Bardana, Lappa officinalis Allionne, Lappa minor de Candolle, Lappa tomentosa Lamarck,	репейникъ, лопушникъ.
Barneys (uterotractor de—), instrument,	uterotractor Barneys'a, инструментъ, предложенный для низведенія матки.
Barographe, baromètre-balance,	барографъ, приборъ извѣстный подъ именемъ вѣсоваго барометра.
Baromètre, sm., on nomme baromètres des instruments propres à mesurer la pression atmosphérique,	барометръ, барометры—инструменты, служащіе для измѣренія атмосфернаго давленія.
Baromètre à cadran,	барометръ съ циферблатомъ, принадлежитъ къ разряду сифонныхъ барометровъ.
Baromètre fixe ou normal,	неподвижный, постоянный барометръ.

Baromètre ordinaire ou à cuvette,	барометръ съ чашечкой.
Baromètre à syphon,	сифонный барометръ.
Barométrique (chambre),	барометрическая камера.
Barométrique (hauteur),	высота барометра.
Barométrique (variations de la hauteur —),	измѣненія барометрической высоты.
Barométrique (hauteur — moyenne diurne),	средняя суточная высота барометра.
Barométrique (hauteur — moyenne mensuelle),	средняя мѣсячная высота барометра.
Barométrique (hauteur — moyenne de l'année),	средняя годовая высота барометра.
Barométrique (pression),	атмосферное давленіе.
Bartholin (glandes de — ou glandes vulvo-vaginales),	Bartholin'овыя железы.
Bartholinite,	воспаленіе Бартолиновыхъ железъ.
Baryte, spath pesant,	баритъ, тяжелый шпатъ, естественный сѣрнокислый барій.
Baryte (eau de —),	баритовая вода.
Baryte caustique,	ѣдкій баритъ.
Baryum, sm. métal,	барій, металлъ.

— chlorure de baryum,	хлористый барій.
— carbonate de baryte naturel, Withérite;	естественный углекислый барій, витеритъ.
Base du coeur,	основаніе сердца.
Base du crâne, Anat.	основаніе черепа.
Bases, Chimie,	основанія.
Base de la langue,	корень или основаніе языка.
Basedow (maladie de —, goître exophtalmique),	Basedow'а болѣзнь (Гревсова болѣзнь).
Basides, Bot.	базидіи.
Basidiomycétes,	базидіальные грибы.
Basifuge (croissance), Bot.	базифугальный ростъ.
Basilaire (os),	основная часть затылочной кости.
Basilaire (tronc ou artère—), l. Art. basilaris,	основная артерія.
Basilic, sm. plante, l. Ocimum basilicum,	базиликъ обыкновенный.
Basilique, l. Unguent. basilicum,	смолистая мазь.
Basilique (veine), l. Vena basilica,	подкожная локтевая вена.
Basipète (croissance), Bot.	базипетальный ростъ.
Bassin, sm. Anat.	тазъ.

— articulations du bassin,	сочлененія таза.
— grand bassin,	большой тазъ.
— petit bassin,	малый тазъ.
— fractures du bassin,	переломы таза.
— muscles du bassin,	мышцы таза.
— squelette du bassin,	остовъ таза.
— tumeurs du bassin,	опухоли таза.
Bassin en entonnoir,	воронкообразный тазъ.
Bassin trop large,	обширный тазъ, широкій тазъ.
Bassin osseux,	костный тазъ.
Bassins rétrécis,	узкіе тазы.
Bassins viciés,	неправильные тазы.
— classification des bassins viciés,	классификація неправильныхъ тазовъ.
Bassins, Phys. Balances,	чашки.
Bassin évaporatoire,	выпаривательная чашка.
Bassinet du rein, Anat.-reins.	почечная лоханка.
Bassora (gomme),	Бассорская камедь, бассора—камедь или ложный трагакантъ.
Bassorine, sf.	бассоринъ.
Battey (opération de—),	операція Баттея.
Battonnets médicamenteux,	лекарственныя палочки.

Baudelocque (compas d'epaisseur de—, pelvimètre),	тазомѣръ Baudelocque'а.
Baudelocque (diamètre de— ou sacropubien),	діаметръ Baudelocque'а, наружная конъюгата, conjugata externa.
Bauchin (valvule de—ou iléo—coecale),	Баугиніева заслонка или заслонка слѣпой кишки.
Baume, sm.	бальзамъ.
Baume de copahu,	копайскій бальзамъ.
Baumes factices,	искусственные бальзамы.
Baumes naturels,	естественные бальзамы.
Baume du Pérou noir, l. Balsamum Peruvianum (nigrum),	Перуанскій или Перувіанскій бальзамъ.
Baume de Tolu, l. Balsamum Tolutanum,	толутанскій бальзамъ.
Baumé (aréomètre à poids constant de—),	ареометръ Боме, ареометръ съ постояннымъ вѣсомъ.
Bdellium, sm. gomme-résine, l. Gummi-Resina Bdellium,	бделлій.
Bébéerine, sf. alcal.	бебееринъ.

Bébéeru, arbre de la fa- | беберу.
mille des Laurinées,

Bec, sm. | клювъ.

Bec-de-lièvre, division con- | расщелины губъ (заячья
génitale des lèvres, vi- | губа), прирожденный
ce de conformation, | порокъ образованія
1. Labium leporinum, | лица.

Bec-de-lièvre double, | двойная заячья губа, двой-
| ныя расщелины губы.

Bec-de-lièvre simple, lorsque | простая заячья губа, про-
la lévre seule est divisée, | стая расщелина губы.

Bec de la sonde, | носикъ или клювъ или
| внутренній (пузырный)
| конецъ катетера.

Bec-de-lièvre unilatéral, | односторонняя заячья губа.

Beef-tea, | бифти, американскій
| бульонъ.

Bégayement, sm. | заиканіе.

Bégonie, sf. Bot. | бегонія.

Béhen (huile de—), | бегеновое масло.

Bélemnite, sf. 1. Dactylus | белемнитъ, чертовъ па-
Jdaeus, | лецъ, громовая стрѣла.
| Белемнитъ — ископае-
| мое, часто находимое
| въ песку, состоитъ глав-

пымъ образомъ изъ кремневой кислоты и кремнекислой извести и представляетъ окаменѣлую разновидность животнаго, принадлежащаго къ допотопному семейству Cephalopoda, (головоногія) H. Hager. Руководство къ фармацевтической и медико-химической практикѣ. Переводъ подъ ред. Д-ра Н. П. Иванова.

Belladone, sf. Bot., 1. Atropa belladona Linn, | сонная одурь, красавка.

Belladonine, | белладонинъ.

Bell (nerf respiratoire de Ch. Bell, nerf du grand dentelé), | вдыхательный нервъ Бэля.

Belle de jour, Bot. | трехцвѣтный вьюнокъ.

Bellini (tubes de—, calicules excréteurs ou collecteurs du rein), v. Rein.

Bellocq (sonde de—),	зондъ Беллока.
Bengale (cachou du—),	Бенгальское катеху.
Bénigne (tumeur),	доброкачественная опухоль.
Benjoin, sm., l. Benzoë, Asa dulcis,	росной ладонъ, бензой.
Benoîte, sf. plante,	гравилатъ.
Benzine, sf.	бензинъ.
Benzoates,	соли бензойной кислоты.
Benzoique (acide), fleurs de benjoin, l. Flores benzoës,	бензойная или росналадонная кислота.
Benzoïque (aldéhyde),	бензойный альдегидъ.
Benzole,	бензолъ.
Béquille, sf.	костыль.
Berbéridacées (famille des—),	сем. барбарисовыя.
Berbéride, épine vinette,	барбарисъ, кислый тернъ.
Berbérine, sf.	берберинъ.
Berceau, sm.	колыбель.
Bergamote, sf. Bot.	бергамотъ
Béribéri, sm. Maladie,	берибери, (болѣзнь).
Béryl ou béril, sm.	бериллъ, аквамаринъ.
Bertholet (sel de—),	Бертолетова соль.
Bertini (pyramides de—),	пирамидыБертини(Почки).

5

Bertòlonie, Bot.	бертолонія.
Betaïne,	бетаинъ.
Bétel, sm.	бетель.
Bétoine, sf.	буквица.
Bette commune, vulgairement Betterave,	свекловица.
Bette poirée, sf.	свекла.
Betterave, sf. v. Bette commune,	
— sucre de betterave,	свекловичный сахаръ.
Bétulées (famille des—), Bot.	сем. березовыя.
Bétuline,	бетулинъ, березовый деготь.
Beurre, sm. l. Butyrum,	коровье масло.
Bianchi (machine pneumatique à double effet),	пневматическая машина двойнаго дѣйствія Біанки.
Bianchi (phonendoscope du prof.—),	фонендоскопъ проф. Біанки.
Biberon,	чашка съ носикомъ.
Bicarbonate de potasse,	двууглекислый калій.
Biceps du bras (muscle), M. Biceps brachii,	двуглавая мышца плеча.

Biceps fémoral (muscle), Biceps femoris, | двуглавая мышца.

Bicipitale (gouttière — interne), l. Sulcus bicipitalis internus, | внутренняя бороздка двуглавой мышцы.

Bicipitale (gouttière — externe), l. Sulcus bicipitalis externus, | наружная бороздка двуглавой мышцы.

Biconcave (lentille), | двояко-вогнутое стекло.

Biconvexe (lentille), | двояко-выпуклое стекло.

Bicorne (utérus), | двурогая матка.

Bicuspide (valvule), | двустворчатая заслонка сердца.

Bidert (la crème de —), | сливочная смѣсь Bidert'a.

Bièrre, sf. | пиво.

Bifurcation, sf. | бифуркація, раздвоеніе.

Bifurcation de l'aorte abdominale, | дѣленіе брюшной аорты.

Bijodure, | двуіодъ.

Bilan de la chaleur, | балансъ теплоты.

Bilbergie, Bot. | бильбергія.

Bile, sf. | желчь.

Biliaire (conduit), | желчный протокъ.

Biliairés (calculs), | желчные камни.

Biliaire (fistule), | желчный свищъ.

Biliaires (pigments),	желчные пигменты.
Biliaires (sels),	желчныя соли.
Biliaire (vésicule),	желчный пузырь.
Bilifuscine,	билифусцинъ.
Biliprasine,	билипразинъ.
Bilirubine, sf.	билирубинъ, красящее вещество желчи.
Biliverdine, sf.	биливердинъ, красящее вещество желчи.
Binocle (bandage),	повязка для глазъ.
Binoculaire (vision),	зрѣніе обоими глазами.
Biochimie,	біохимія.
Biologie, sf.	біологія.
Bioxalate de potasse,	щавелевокислый калій.
Bipolaires (cellules nerveuses—),	биполярныя гангліазныя клѣтки.
Bipolaire (électrode),	биполярный электродъ.
Biréfringent (cristal),	кристаллъ обладающій двойнымъ преломленіемъ.
Bisannuelle (plante),	двулѣтнее растеніе.
Bisépineux (diamètre, qui sépare les deux épines iliaques antérieures et supérieures),	діаметръ между передними верхними остями подвздошныхъ костей.

Bisiliaque (diamètre—, qui réunit les deux point les plus éloignés des cretes iliaques),	діаметръ между срединами гребешковъ подвздошныхъ костей.
Bismuth, sm. métal,	висмутъ.
— azotate de Bismuth,	кристаллическій азотнокислый висмутъ.
— carbonate de Bismuht,	углекислый висмутъ.
— oxychlorure de Bismuth, blanc de pérle,	хлорокись висмута.
Bismuthique (acide),	висмутовая кислота.
Bismuthique (oxyde),	окись висмута.
Bistorte, sf. plante,	змѣевикъ или аптечная гречиха.
Bistortier, sm.	деревянный пестикъ.
Bistouri droit, sm.	бистури прямой.
Bisulfate de mercure,	сѣрнокислая окись ртути.
Bitrochantérien (diamètre, du grand trochanter d'un coté à celui du coté opposé),	размѣръ между большими вертлугами (Distantia trochanterica).
Bitume, sm.	горная смола.
Biuret,	двумочевина, біуретъ.
Biuret (réaction du—),	Біуретовая реакція.
Bivalent,	двуатомный.

Bivalve,	двустворчатый.
Bizzozero (plaquettes san-guines), Hystol.	пластинки Bizzozero.
Blanc de baleine,	китовый жиръ.
Blastoderme, sm.	зародышная перепонка.
Blatte, sf.	тараканъ.
Blechne, Bot., l. Bleichnum,	дебрянка.
Blennorrhagie, sf.	бленоррагія, бленнорея, триппоръ.
Blennorrhagie chronique, goutte militaire,	хроническая бленнорея.
Blépharite ciliaire, sf.	воспаленіе края вѣкъ, блефаритъ.
Blépharo-phymosis, rétré-cissement de l'ouver-ture palpébrale,	съуженіе глазной щели.
Blépharoplastie, restaura-tion des paupières, opé-ration,	блефаропластика, опера-ція образованія вѣкъ.
Blépharoplegie, sf.	параличъ вѣкъ.
Blépharoptose, sf., l. Pto-sis,	опущеніе верхняго вѣка.
Blépharospasme, sm.	блефороспазмъ.
Blessure, sf.	рана.

Blot (perce-crâne, perforateur de—),	перфораторъ Blot.
Boa, sm.	удавъ.
Bobrow (appareil à injections, d'eau salée du prof.—),	аппаратъ для соляныхъ впрыскиваній проф. Боброва.
Boeuf (fiel du),	бычачья желчь.
Bois, sm.	древесина.
Bois secondaire,	вторичная древесина.
Boisson, sf.	питье, напитокъ.
Bol d'Armenie, terre argileuse, ferrée, terre sigillée de Lemnos,	Армянская глина, Армянскій болюсъ, красная желѣзная глина.
Bolus Armena, Argilla ferruginea rubra, Terra lemnia,	
Bole, Pharm., l. Boli,	катышки, болюсы, отличаются отъ пилюль большею величиною и болѣе мягкою консистенціею.
Boldine, sf. alcal.	больдинъ, алкалоидъ содержится въ листьяхъ дерева Boldea fragrans.
Bologne (phosphore de—),	болонскій фосфоръ.
Boracite, minéral,	борацитъ, минералъ.

Borax, biborate de soude, l. Borax, Natrum boricum, Natrum boracicum, Natrum biboracicum, Natrum biboricum,	бура, борно-кислый натрій или натръ.
Borborygme, sm.	урчаніе въ кишечникѣ.
Bore, sm.	боръ, металлъ.
Bore amorphe,	аморфный боръ.
— preparation du bore amorphe,	приготовленіе аморфнаго бора.
Bore cristallisé,	кристаллическій боръ.
Bore—(chlorure de—$BoCl^3$),	хлористый боръ $BoCl^3$.
— fluorure de Bore, $BoFl^3$,	фтористый боръ.
Borique (acide),	борная кислота.
Bornéol sm. ou camphre de Bornéo,	борнеолъ, борнейская или суматрская камфора.
Borraginées (famille des), Bot.	сем. бурачниковыя.
Bosses frontales, Anat.	лобные бугры.
Bosse occipitale,	затылочный бугоръ.
Bosses pariétales, Anat.	теменные бугры.
Bosses sanguines, tumeurs sanguines,	кровяныя шишки, кровяныя опухоли.
Bosselée (feuille), Bot.	выпуклый (о листьяхъ).
Botanique, sf.	ботаника.

Botanique générale,	общая ботаника.
Botanique spéciale,	частная ботаника.
Botriocéphale, sm., ténia large, ver rubanné large,	широкій лентецъ.
Botrytis,	виноградная плѣсень.
Botrytis Bassiana,	грибокъ мускардины вызывающій заболѣваніе шелковичнаго червя по показанію Bassi.
Bouc, sm.	козелъ.
Bouche, sf.	ротъ.
Bouche (plancher de la—),	дно ротовой полости.
Boues minérales,	минеральныя грязи.
— bains de boues minérales,	грязевыя ванны.
Bouchon muqueux,	слизистая пробка.
Bougies médicinales, sf. 1. Cereoli,	бужи, свѣчки.
Bougie à boule,	пуговчатый бужъ.
Bougie de gutta-percha,	гутаперчевый бужъ.
Bougies métalliques,	металлическіе бужи.
Bouillon, sm.	бульонъ.
Bouleau, sm; arbre, l. Betula alba,	береза.
— écorce du bouleau,	березовая кора.
Boulimie, sf.	неутолимый голодъ.

Bourdache (capsule de—), v. capsule interne,	
Bourdaine, bourgène, sf. aune noir, l. Rhamnus frangula,	крушина.
Bourdon (manomètre métallique de—),	металлическій манометръ Бурдона.
Bourdonnement d'oreilles, paracousie,	шумъ въ ушахъ.
Bourdonnet, sm.	кусокъ корпіи.
Bourgeon, sm. Bot.	почка.
Bourgeon axillaire, Bot.	пазушная почка.
Bourgeon adventif, Bot.	придаточная почка.
Bourgeons collatéraux, Bot.	горизонтально - рядовыя почки.
Bourgeon épidermique, Embryologie,	эпидермическая почка.
Bourgeon latéral, Bot.	боковая почка.
Bourgeons latéraux ou bourgeons maxillaires de la lèvre supérieure, Embryol. développement des lèvres (Cost),	боковыя почки верхней губы, названныя челюстными почками французскимъ ученымъ Костомъ.
Bourgeon médian ou incisif de la lèvre supérieure (Cost),	срединная почка верхней губы, которая названа Костомъ рѣзцовою почкой.

Bourgeons superposés, Bot.	вертикально рядовыя почки.
Bourgeon terminal, Bot.	верхушечная почка.
Bourrache, sf. Bot.	бурачникъ.
Bourse muqueuse,	слизистая сумка.
Bourse séreuse, Anat.	серозная сумка.
Boussole, sf.	буссоль.
Boussole de déclinaison,	буссоль склоненія.
Boussole d'inclinaison,	буссоль наклоненія.
Boussole des sinus,	синусъ-буссоль.
Boussole des tangentes,	тангенсъ-буссоль.
Bout de sein,	колпачекъ для сосковъ.
Bouton, sm.	бутонъ, цвѣточная почка.
Bouton d'Alep,	Алепскій прыщъ.
Bouturage, Bot.	размноженіе черенками.
Bouture, sf. Bot.	черенокъ.
Bouvardie, Bot.	бувардія.
Bowmann (discission avec deux aiguilles, dilaceration, two needles operation de—),	дисцизія двумя иглами, оперативный способъ Боумана.
Bowmann (disques de—),	Боумановскіе диски.
Bozeman-Fritsch (sonde),	зондъ Боземанъ-Фритца.
Brachial antérieur muscle (Tillaux), l. M. brachialis internus,	мышца плечевая внутренняя (Гиртль).

Brachial (aponévrose),	плечевой апоневрозъ.
Brachial (plexus), Anatom. Névrologie,	плечевое сплетеніе.
Brachiotomie, opération, l. Brachiotomia,	отнятіе выпавшей ручки при плечевомъ предлеженіи, брахіотомія.
Brachycéphales,	короткоголовые, брахикефалы.
Brachydactylie, sf., le nombre des phalanges peut être au dessous du nombre normal (Tillaux),	брахидактилія есть уклоненіе въ развитіи и представляетъ уменьшеніе числа фаланговъ. (Развитіе верхней конечности).
Bractées, sf. pl., Bot.	прицвѣтники.
Brancard, sm.	носилки.
Branche, sf. Bot.	вѣтвь.
Branche ophthalmique du trijumeau, l. Ramus ophthalmicus,	глазничный нервъ, первая вѣтвь третичнаго нерва.
Branche souterraine, Bot.	подземная вѣтвь.
Braun (cranioclaste de —), instrument,	краніокластъ Брауна, инструментъ для краніотоміи.

Braun (crochet du—),	декапитаціонный крючекъ Брауна.
Braunit,	браунитъ, Mn^2O^3.
Brayère,	
Brasdor (ligature par la méthode de—),	лигатура по способу Брасдора. (Леченіе аневризмъ).
Braxton Hicks (version mixte céphalique),	акушерскій поворотъ на головку по способу Braxton Hicks'a.
Braxton Hicks (version mixte podalique),	акушерскій поворотъ на ножки по способу Braxton Hicks'a.
Bredouillement, sm.	шепеляніе.
Breguet (thérmomètre métallique de —),	металлическій термометръ Брегета.
Briet (appareil gazogène de—),	газовый аппаратъ Briet'a.
Bright (maladie de—),	Bright'ова болѣзнь.
Brisement forcé, chirurgie,	насильственное вытяженіе.
Bromal,	бромалъ.
Brome, sm.	бромъ.
Brome, 1. Bromus, Bot.	костырь.
Broméliacées, Bot.	бромеліевыя, ананасовыя.
Bromidrose,	вонючій потъ.

Bromique (acide),	бромовая кислота.
Bromoforme,	бромоформъ.
Bromoiodoforme,	бромоіодоформъ.
Bromure d'éthyle,	бромистый этилъ.
Bromure d'argent,	бромистое серебро.
Bromure de fer,	бромистое желѣзо.
Bromure de potassium,	бромистый калій.
Bromures,	бромистыя соединенія.
Bronche, sf. bronches,	бронхъ, бронхи.
— rétrécissement du bronche,	съуженіе бронха, бронхо-стенозъ.
Bronchiectasie,	расширеніе бронховъ, бронхіектазія.
Bronchiques (glandes),	бронхіальныя железы.
Bronchite aigue, inflammation de la membrane muqueuse des bronches,	острый бронхіальный катарръ.
Bronchite capillaire,	катарръ мелкихъ бронховъ, капиллярный бронхитъ.
Bronchite chronique,	хроническій бронхіальный катарръ.
Bronchophonie,	бронхофонія, усиленіе голоса (Аускультація голоса).
Brosse électrique,	электрическая щетка.

Brouillard, sm.	туманъ.
Browallie, Bot.	броваллія.
Brown‑Séquard (liquide de—, extrait organique),	Броунъ-Секаровская жидкость.
Brown-Séquard (méthode thérapeutique de—, organothérapie, histothérapie),	Броунъ-Секаровскій методъ леченія посредствомъ вытяжекъ изъ разныхъ органовъ животныхъ, гистотерапія, органотерапія или по предложенію Landouzy, опотерапія.
Brucine, alcal.	бруцинъ.
Bruit artériel,	шумъ въ артеріяхъ.
Brunner (glandes acineuses ou en grappes, glandes de—),	ацинозныя или гроздевидныя железы, Бруннеровы железы.
Bruit de diable,	шумъ волчка, шумъ монашенокъ.
Bruit de frottement,	шумъ тренія.
Bruit de pôt fêlé,	шумъ треснувшаго горшка.
Brûlure, sf.	ожога.
Bryone, vigne blanche, 1. Bryonia alba Linn,	бѣлый переступень.
Bryonine,	бріонинъ, глюкозидъ.

Bryophille, Bot.	бріофиллумъ.
Bubon, sm.	бубонъ, воспаленіе лимфатическихъ железъ, аденитъ.
Bubon d'emblée,	ідіопатическій бубонъ.
Bubon symptomatique d'un chancre mou ou bubon vénérien,	венерическій бубонъ.
Bubon sympathique,	сочувственный бубонъ.
Bubon symptomatique d'un chancre induré, bubon syphilitique,	сифилитическій бубонъ.
Buccale (artère),	
— cavité buccale,	полость рта.
Buccinateur (muscle), l. M. buccinator,	ланитная мышца.
Bucco ou Bechu, Bot.	букко или букку, благовонникъ.
Buglosse, sf. l. Anchusa, Bot.	воловикъ.
Bugrane sf. ou Arrête-boeuf-, plante, l. ononis,	игличникъ.
Buis, sm., l. Buxus sempervirens, Bot.	буксъ.
Buisson, sm.	кустарникъ.
Buisson de tonnerre ou balai de sorciere, Bot.	громовой кустъ или метла вѣдьмы.

Bulbe, sf. Bot.	луковица.
Bulbe de l'urèthre, l. Bulbus urethrae,	луковица мочеиспускательнаго канала.
Bulbe du vagin, l. Bulbus vaginae,	луковица маточнаго рукава.
Bulbilles, Bot.	луковичка.
Bulbo-caverneux (muscle),	луковице-пещеристая мышца.
Burette, sf.	бюретка, сосудъ, чашка.
Bussine, alcal.	буксинъ.
Butome, Bot.	сусакъ.
Butomées, Bot.	сусаковыя.
Butyle, sm. radical, Chimie,	бутилъ, радикалъ бутиловыхъ соединеній.
Butylchloral, chloral butylique, l. Butylo-cloralum hydratum,	бутилъ-хлоралъ-гидратъ, кротонъ-хлоралъ-гидратъ.
Butylique (alcool),	бутиловый спиртъ.
Butyrine,	бутиринъ.
Butyrique (acide),	бутировая кислота, масляная кислота.
— fermentation butyrique,	масляпокислое броженіе.
Butyromètre, sm.	масломѣръ, бутирометръ.

C

Cacao, sm. semences, l. Semen cacao, semina Theobromatis, Fabae Cacao,	сѣмена какао, какаовые бобы.
— beurre de cacao,	какаовое масло.
Cacao terré,	какао, скученный или зарытый въ землю и потомъ высушенный.
Cachexie, sf.	кахексія, худосочіе.
Cachou, sm.	катеху.
Cachou du Bengale,	Бенгальское катеху.
Cactées (famille des),	сем. кактусовыя.
Cadaverine,	кадаверинъ.
Cadavériques (lividités),	трупныя пятна.
Cadavérique (rigidité),	трупное окоченѣніе.
Cadavre, sm,	трупъ, мертвое тѣло.
Cade (huile de—), goudron du genévrier, l. oleum cadinum,	можжевельный деготь.
Cadmium, sm. métal,	кадмій, металлъ, Cd.
— iodure de cadmium,	іодистый кадмій.

— sulfure de cadmium CdS, jaune brillant,	сѣрнистый кадмій.
Caduque (membrane), l. Decidua,	отпадающая оболочка.
Café, sm, semences du caféier, l. Semen Coffeae,	кофе, кофейные бобы.
Caféier, sm, arbre, l. Coffea arabica Linn.,	кофейное дерево.
Caféine, sf., l. Coffeinum, Theinum, guaranin,	кофеинъ.
— citrate de caféine,	лимонокислый кофеинъ.
Cagniard de Latour (sirène de—, appareil, méthode acustique ou de la sirène), Phys.	сирена, приборъ Каньяръ Латура.
Caillete, franche mule,	сычугъ, четвертый желудокъ жвачныхъ.
Caillot de sang,	сгустокъ крови.
Cajeput (huile de), l. oleum Cajeputi,	кайепутовое масло.
Cal, sm.	мозоль.
Calabar (fève de),	калабарскій бобъ.
Calade, l. Caladium seguinum Ventenat, Bot.	каладій, растеніе.
Calament, sm. plante,	горная мята.

Calcanéum, sm. Anat.	пяточная кость.
Calcaire (dégénérescence),	известковое перерожденіе.
Calcium, sm. métal,	кальцій, металлъ.
Calcul, sm. concretion,	камень, конкрементъ.
— dissoudre les calculs,	растворить камни.
— extraction des calculs,	извлеченіе камней.
Calculs biliaires,	желчные камни.
Calculs vésicaux,	камни мочеваго пузыря.
Calice, sm. Bot.	чашечка.
Calice dialysépale,	чашечка раздѣльнолистная.
Calice gamosépale,	чашечка спайнолистная.
Calice gamosépale crénelé,	спайнолистная чашечка городковая.
Calice irrégulier,	чашечка неправильная.
Calice régulier,	правильная чашечка.
Calices, Anatomie: reins,	почечныя чашки.
Callaud (la pile sans diaphragme de—),	элементъ безъ діафрагмы Callaud'a.
Calle, l. Calla,	бѣлокрыльникъ или хлѣбница.
Callitriche, Bot.	водяная звѣздочка или болотникъ.
Callosité, sf.	омозолѣлость.

Calmants,	средства успокаивающія боль.
Calomel ou Calomélas,	каломель, однохлористая ртуть.
Calorie, sf.	калорія, единица теплоты.
Calorifère, sm.	проводникъ теплоты.
Calorifiques (rayons),	тепловые лучи.
Calorifique (spectre),	тепловой спектръ.
Calorimètre, sm.	калориметръ.
Calorimètre à eau,	водяной калориметръ.
Calorimètre de glace,	ледяной калоримстръ.
Calorimétrie, sf.	калориметрія.
Calorique, sm.	теплота.
Camomille romaine,	римская ромашка.
Campanulacées (famille des),	сем. колокольчиковыя.
Campanule, sf. Bot.	колокольчикъ.
Campêche (bois de —),	кампешіевое дерево.
Campèrs (angle de — ou angle facial), l. Angulus faciei Camperi,	Camper'овскій лицевой уголъ.
Camphique (acide),	камфиновая кислота.
Camphre, sm. l. Camphora,	камфора.

Camphre phéniqué,	карболовая камфора.
Camphrier, sm., l. Laurus Camphora Linn.,	камфорное дерево.
Campylotrope, ovule courbé, Bot.	согнутая сѣменопочка.
Canada (baume du),	канадскій бальзамъ.
Canalisation, sf.	канализація.
Cancer, sm. tumeur,	раковая опухоль.
Cancer squirrheux, v. squirrhe,	
Cancroïde, sm.	канкроидъ.
Cannabine,	каннабинъ.
Cannabinées, Bot.	конопляныя.
Canne à sucre,	сахарный тростникъ.
Cannelle, sf.	корица.
Cannelle de Chine,	китайская корица.
Cannelle de Malabar,	малабарская корица.
Cannelle officinale ou de Ceylon,	цейлонская корица.
Cannellique (acide),	коричная кислота.
Canquoin (pâte de—),	Canquoin'ова ѣдкая паста.
Cantharides,	шпанскія мушки, кантариды.
Cantharidine, sf. l. Cantaridinum,	кантаридинъ.

Canthoplastie, sf.	кантопластика.
Canule, sf.	канюля.
Caoutchouc, sm.	каучукъ.
Capacité de croissance, Bot.	предѣлъ роста.
Capacité respiratoire ou vitale du poumon,	жизненная емкость легкаго.
Capeline (bandage de la tête),	головная повязка.
Capillaire sm. plante,	волосатикъ.
Capillaire (hémmorrhagie),	капиллярное кровотеченіе.
Capillaire (vaisseau),	капиллярный сосудъ.
Capillaire (système),	капиллярная система.
Capillaires (tubes), Phys.	волосныя трубки.
Capillarité, sf.	волосность, капиллярность.
Capparidées, Bot.	каперцовыя.
Câpres, sfpl. Bot.	каперсы.
Caprifoliacées,	жимолостныя.
Caprique (acide),	каприловая кислота.
Capronique (acide),	капроновая кислота.
Capselle, 1. Capsella Bursa Pastoris Moench, Thlaspi Bursa Pastoris Linn.,	пастушья сумка, сумочникъ, кошелекъ пастушій.
Capsule, Bot.	коробочка.

Capsule,	капсула, сумочка.
Capsule adipeuse, Anatomie: reins,	жировая капсула.
Capsule du cristallin,	капсула хрусталика.
— capsule antérieure,	передняя капсула.
— capsule postérieure,	задняя капсула.
Capsules, envellopes de gélatine, Pharm.	клеевыя капсулы.
Capsule drupacée, Bot.	костянковая коробочка.
Capsule externe, Anatomie cerveau,	наружная сумочка.
Capsule interne, capsule de Bourdache, Anat.	внутренняя сумочка.
Capsule synoviale,	синовіальная сумочка.
Capsulite, inflammation de la capsule de Ténon, ténonite, l. Capsulitis, Tenonitis,	воспаленіе теноновой капсулы.
Capsulo—pupillaire (membrane),	зрачково-капсулярная оболочка.
Carbamique (acide),	карбаминовая кислота.
Carbinol, sm.	карбинолъ.
Carbonates,	углекислыя соли.
Carbonate de chaux,	углекислая известь.
Carbonate de plomb,	углекислый свинецъ.

Carbone, sm.	углеродъ.
Carbonifère (papier—),	обеззараживающая бумага.
Carbonique (acide), l. Acidum carbonicum.	углекислота, CO_2, двуокись углерода.
Carbonisation, Pharmacie,	обугливаніе.
Carbonyle, Co,	карбонилъ или окись углерода.
Carbures d'hydrogène ou hydrogènes carbonés,	углеводороды.
Carcassone (ligament de—),	Каркассонова связка.
Carcinome, tumeur,	карцинома.
Carcinome médullaire,	мозговидный ракъ.
Cardamome, sm. fruit,	кардамонъ.
Cardia, sm. extremité oeusophagienne,	входъ желудка.
Cardialgie,	кардіалгія.
Cardiatite,	воспаленіе входа желудка.
Cardiaques ou coronaires (artères),	вѣнечныя артеріи сердца.
Cardiaque (artère—droite ou postérieure),	правая вѣнечная артерія.
Cardiaque (artère—gauche ou antérieure),	лѣвая вѣнечная артерія.
Cardiaque (nerf—inférieur),	нижній сердечный нервъ.
Cardiaque (nerf—moyen),	средній сердечный нервъ.

Cardiaque (nerf — supérieur),	верхній или длинный. сердечный нервъ.
Cardiaque (souffle),	сердечный шумъ.
Cardiogramme,	кардіограмма.
Carica — Papaya, v. Papayer,	
Carie, sf.	костоѣда.
Carieux,	каріозный.
Carminatifs,	вѣтрогонныя средства.
Carmique (acide),	карминовая кислота.
Carnine,	карнинъ, составная часть мяса.
Carnivores,	плотоядныя.
Carotide (artère — externe) l. art carotis externa,	наружная сонная артерія.
Carotide (artère—interne),	внутренняя сонная артерія.
Carotidien (canal), l. canalis caroticus,	каналъ сонно - мозговой артеріи.
Carotte, sf.	морковь.
Carottine,	каротинъ, желтое красящее вещество моркови.
Caroubier, sm. Bot.	стручковый рожечникъ.
Carpe, sm. Anat.	запястье.
Carpelle, sm. Bot.	плодолистикъ.

Carpelle ouvert,	открытый плодолистикъ.
Carpelle fermé,	замкнутый плодолистикъ.
Carpo—métacarpienne (articulation),	запястно-пястное сочлененіе.
Carteron, ne,	квартеронъ, квартеронка.
Cartham, safran bâtard, Bot.	сафлоръ, ложный шафранъ.
Carthamine,	картаминъ, красное красящее вещество.
Cartilage, sm.	хрящъ.
Cartilage auriculaire,	ушной хрящъ.
Cartilage hyalin,	гіалиновый хрящъ.
Cartilage tarse inférieur,	хрящъ нижняго вѣка.
Cartilage tarse supérieur,	хрящъ верхняго вѣка.
Carvi, sm.	полевой тминъ.
— huile de carvi,	тминное масло.
Caryophyllées (famille des),	сем. гвоздичныя.
Cascarille, (écorce de—),	каскарильная корка.
Cascarine,	главное дѣйствующее начало Casc. Sagr.
Caséine,	казеинъ, творожина.
Casse en baton,	стручковая кассія.
Cassis, sm.	черная смородина.
Castoréum, sm.	бобровая струя.
Castorine, sf.	касторинъ.
Castration, sf.	кастрація.

Catalane (méthode), Chimie,	каталанскій способъ.
Catalepsie, sf.	каталепсія, оцѣпенѣніе.
Cataplasme,	припарка.
Cataracte, sf. opacité du crystallin,	катаракта, помутнѣніе хрусталика.
Cataracte capsulaire,	сумочная катаракта.
Cataracte congénitale,	врожденная „
Cat. corticale,	кортикальная „
Cataracte dure,	твердая катаракта.
Cat. hypermûre,	перезрѣлая „
Cat. lenticulaire,	лентикулярная или хрусталиковая катаракта.
Cat. liquide, molle,	жидкая катаракта.
Cat. mûre,	зрѣлая „
Cat. polaire antérieure,	передняя полярная катаракта.
Cat. polaire postériure,	задняя полярная катаракта.
Cat. secondaire,	вторичная или послѣдовательная катаракта.
Cat. sénile,	старческая „
Cat. traumatique,	травматическая „
Cataracte (couteau à—),	катарактальный ножъ.
Catarrhe, sm.	катарръ, острое или хроническое воспаленіе слизистыхъ оболочскъ.

Cat—gut,	кэтгутъ.
Cathartine,	катартинъ.
Cathartique (acide),	катартиновал кислота.
Cathartiques,	проносныя средства.
Cathéter, v. Sonde,	
Cathétérisme,	катетеризація.
Cathétométre, sm.	катетометръ, инструментъ.
Cathode,	катодъ.
Catoptrique,	катоптрика.
Caustiques,	ѣдкія средства, прижигающія средства.
Caustiques liquides,	жидкія прижигающія средства.
Caustiques solides,	твердыя прижигающія средства.
Cautérisation, sf.	прижиганіе.
Cave (veine inférieur),	нижняя полая вена.
Cave (veine—supérieur),	верхняя полая вена.
Cavendisch (balance de —),	вѣсы Кавендиша.
Cavernes pulmonales,	легочныя пещеры или каверны.
Caverneux (corps),	пещеристое тѣло.
Caverneux (souffle),	кавернозный дыхательный шумъ.
Cavité, sf.	полость.

Cavité abdominale,	брюшная полость.
Cavité nasale,	носовая полость.
Cavité thoracique,	грудная полость.
Cay—Chuy,	кай-чуй, стрѣльный ядъ.
Cèdre, sm. arbre,	кедръ.
Célastracées Bot.	сем. бересклетовыя.
Cellule, sf.	клѣтка, ячейка.
— membrane des cellules,	клѣточная оболочка.
Cellules eosinophilles,	эозинофильныя клѣточки.
Cellule fille,	дочерняя клѣтка.
Cellule migratrice,	блуждающая клѣтка.
Cellules soeurs,	клѣточки - сестры.
Cellulaire (pathologie),	целлулярная патологія.
Cellulaire (tissu),	клѣтчатая ткань.
Cellulo-adipeux sous-couta-né (tissu),	подкожная жировая клѣт-чатка.
Cellulose, Bot.	клѣтчатка.
Cendre, sf.	зола.
Cendre d'os,	костяная зола.
Centaurée, sf. 1. Centaurea Cyanus Linn.,	василекъ, золототысяч-никъ.
Centigrade (échelle ther-mométrique—),	стоградусная термометри-ческая шкала.
Central (cylindre — de la racine),	центральный цилиндръ корня.

Centraux (rayons),	центральные лучи.
Centre, sm.	центръ.
Centre de gravité d'un corps,	центръ тяжести тѣла.
Centres de courbure, Phys. Lentilles,	центры кривизны.
Centres medullaires,	центры спиннаго мозга.
Centrifuge (force),	центробѣжная сила.
Centrifuge (nerf),	центробѣжно-проводящій нервъ.
Centripète (force),	центростремительная сила.
Centripète (nerf),	центростремительно - проводящій нервъ.
Céphalée ou céphalalgie, sf.	головная боль.
Céphalématome, sm.	кровяная опухоль головы у новорожденныхъ.
Céphalite, sf.	воспаленіе мозга.
Céphalo-rachidien (liquide), l. liqu. cerebrospinalis,	черепно-спинная жидкость.
Céphalotomie, perforation du crâne, craniotomie, opération,	прободеніе головки утробнаго младенца.
Céphalotribe, sm.	кефалотрипторъ, инструментъ.
Céphalotripsie, sf. opérat. obstétr.,	кефалотрипсія, размозженіе младенческой головки.

Céphalosciage, opér.,	распиливаніе младенческой головки.
Cérat, sm.	спускъ, мазь изъ воска.
Cercle (arc de —),	истерическое изгибаніе тѣла дугой.
Céréales,	злаки.
Céréaline,	цереалинъ.
Cérébrale (fosse — antérieure),	передняя черепная ямка.
Cérébrale (fosse — moyenne),	средняя черепная ямка.
Cérébrale (fosse — postérieure),	задняя черепная ямка.
Cérébrine,	церебринъ.
Cérébroscopie rétinienne *),	цереброскопія сѣтчатки.
Cerfeuil, sm. plante,	кервель.
Cerise, sf. fruit,	вишня.

———— —

*) Le diognostic de certaines lésions cérébrales fait á l'aide de l'examen de la rétine a donné naissance a la cérébroscopie rétinienne. „Traité d'Anatomie topographique“ par P. Tillaux.

Cerisier, sm. arbre,	вишневое дерево.
Cérium, sm. métal,	церій.
Céroxyle des Andes,	восковая пальма.
Cérumen, sm.	ушная сѣра.
Cérumineuses (glandes),	железы отдѣляющія ушную сѣру.
Cerveau, sm.	большой мозгъ.
Cervelet, sm.	мозжечекъ.
— lobes ou hémisphères du cervelet,	полушарія мозжечка.
Cervical (ganglion — inférieur),	нижній шейный узелъ.
Cervical (ganglion — moyen),	средній шейный узелъ.
Cervical (ganglion — supérieur, olivaire ou fusiforme), Anat. portion cervicale du grand sympathique,	верхній шейный узелъ.
Cervicale (artère — transverse, artère scapulaire postérieure,	поперечная шейная артерія.
Césarienne (opération),	кесарское сѣченіе (операція).
Cestoïdes (vers),	ленточныя глисты.

7

Chaleur, sf.	теплота.
Chaleur (bouche de —), chauffage,	отдушина.
Chaleur latente,	скрытый теплородъ.
Chaleur (lois de la réflexion de la—),	законы отраженія теплоты.
Chaleur spécifique ou capacité calorifique d' un corps,	удѣльный теплородъ или теплоемкость.
Chalumeau, sm.	паяльная трубка.
Chambre antérieure de l'oeil,	передняя камера глаза.
Chambre claire ou camera lucida,	камера клара или камера люцида.
Chambre obscure ou noire,	камеръ-обскура.
Chambre postérieure de l'oeil.	задняя камера глаза.
Chameleon,	хамелеонъ.
Champignon, sm.	грибъ.
Chancre, sm.	шанкръ.
Chancre dur, induré, hunterien, infectant,	твердый шанкръ.
Chancre mou, simple, vénérien,	мягкій шанкръ.
Chanvre, sm.	конопля.
1. Cannabis sativa Linn.,	

—huile de chanvre,	конопляное масло.
Chanvre indien,	индійская конопля.
l. Cannabis indica,	
— teinture de chanvre indien,	тинктура изъ индийской конопли.
l. tinctura cannabis Indicae,	
Chapiteau, sm.	шлемъ, одна изъ частей перегоннаго куба.
Chaptaliser le vin,	шантализированіе вина.
Charbon, sm.	уголь.
Charbon, maladie charbonneuse,	сибирская язва.
Chardon, sm. plante,	волчецъ, чертополохъ.
Charge, Phys.	заряжепіе.
Charme, sm. arbre,	грабъ, грабина или бѣлый букъ.
Charneux,	мясистый.
Charrière (filière),	шарьеровская шкала.
Charrière (uréthrotome de—), instrument,	уретротомъ Charrier'a.
Charpie, sf.	корпія.
Chassaignac (écrasement ou broyement linéaire ou amputation séche,	способъ ампутаціи предложеный Chassaignac'омъ.

7*

Châtaigne, fruit,	каштанъ.
Châtaignier, sm. arbre,	каштанъ, каштановое дерево.
Chauffage, sm.	отопленіе.
Chauffage par l' air chaud,	отопленіе нагрѣтымъ воздухомъ.
Chauffage par circultion d'eau chaude,	отопленіе горячею водою.
Chauffage à la vapeur,	отопленіе паромъ.
Chauveau (hémodromographe de —),	гемодромографъ Шово.
Chaveau et Marey (cardiographe physiologique de —),	Кардіографъ Шово и Марея.
Chaux, sf. ou oxyde de calcium, CaO,	известь или окись кальція CaO.
— eau de chaux,	известковая вода.
— carbonate de chaux,	углеизвестковая соль $CaCO_3$.
— fours à chaux,	печи для выжиганія извести.
— sels de chaux,	известковыя соли.
— sulfate de chaux,	сѣрноизвестковая соль.
Chaux grasse,	жирная известь.

Chaux maigre, chaux impure,	тощая известь, нечистая известь.
Cheiloplastie, opération,	пластическая операція искусственнаго образованія губъ.
Chélidoine, sf.	чистотѣлъ, ластовичная трава.
Cheminée (chauffage),	каминъ.
— tuyau de la cheminée,	каминная труба.
Chêne, sm., arbre,	дубъ.
Chêne-liège,	пробковое дерево.
Chenille, sf.	гусеница.
Chénopodiacées,	маревыя.
Chénopode, sf.	лебеда.
Cheveu, sm.	волосъ.
Chèvrefeuille, sf. plante, l. Lonicera,	жимолость.
Chevrotin, sm.	мускусная кабарга.
Cheyne-Stokes (respiration de —),	Cheyne-Stokes’овскій дыхательный феноменъ.
Chiasma ou la commissure des nerfs optiques, entrecroissement des nerfs optiques,	перекрестъ зрительныхъ нервовъ.
Chicon, sm.	мягкій латукъ.

Chicorée, sf. plante,	цикорій.
Chiffoniers (maladies des —),	болѣзни тряпичниковъ.
Chimie, sf.	химія.
Chimie inorganique,	неорганическая химія.
Chimie organique,	органическая химія.
Chimiques (rayons).	химическіе лучи.
Chimique (spectre),	химическій спектръ.
Chinaphtol,	хинафтонъ.
Chinoline,	хинолинъ.
Chinoline naphtolée,	нафтоловый хинолилъ.
Chimique,	химическій.
Chinosol,	хинозолъ.
Chirurgie, sf.	хирургія.
— petite chirurgie,	малая хирургія.
Chloral, sm.	хлоралъ.
Chloral butylique,	бутилъ-хлоралъ.
Chloral (hydrat de—),	хлоралъ-гидратъ.
Chloral perlé,	хлоралъ-гидратъ въ капсулахъ.
Chlore, l. Chlorum. chimie,	хлоръ Cl.
Chloroforme,	хлороформъ, хлористый формилъ.
Chloroleucites, Bot.	хлоролейциты.
Chlorophycées, algues vertes,	зеленыя водоросли.

Chlorophylle,	хлорофиллъ.
Chlorose, sf.	хлорозъ, блѣдная немочь.
Chlorure d'Antimoine, beurre d'Antimoine, l. Butyrum Antimonii,	треххлористая сурьма $SbCl^3$.
Chlorure d'argent,	хлористое серебро.
Chlorure d'arsenic,	треххлористый мышьякъ $As\ Cl^3$.
Chlorure d'éthyl, anesthésique local,	хлористый этилъ.
Chlorure d'or ou muriate d'or,	хлористое золото.
Chlorure de potassium,	хлористый калій.
Chlorure de silicium,	хлористый кремній.
Chlorure de sodium,	хлористый натръ.
Choc du coeur,	толчекъ сердца.
Chocolat, sm. l. Succolata s., Chocolata s. Massa Cacaotina,	шоколадъ.
Cholalique (acide),	холевая или холаловая кислота.
Cholécystite, inflammation de la vésicule biliaire,	воспаленіе желчнаго пузыря.
Cholédoque (canal), l. Ductus Choledochus,	общій желчный протокъ.

Cholélithiase,	желчные камни.
Choléra asiatique,	азіатская холера.
Choléra des poules,	куриная холера.
Cholésteatome, tumeur,	холестеатома.
Chondrine, sf.	хондринъ.
Chondrologie, sf.	наука о хрящахъ.
Chondrome,	хрящевая опухоль.
Chorée, sf. 1. chorea minor,	хорея, пляска Св. Витта.
Chorion, sm.	ворсинчатая оболочка.
Choroïde, sf.	сосудистая оболочка.
Choroïdienne (artère —, artère du plexus choroïde),	артерія для сосудистаго сплетенія боковаго желудка.
Choroïdite, sf.	воспаленіе сосудистой оболочки.
Choroïdite exsudative ou plastique,	эксудативное, пластическое воспаленіе сосудистой оболочки.
Choroïdite disséminée (syphilitique),	разсѣянное эксудативное воспаленіе сосудистой оболочки сифилитическаго происхожденія.
Choroïdite suppurative,	гнойное воспаленіе сосудистой оболочки.

Choroïdite atrophique, l. Choroiditis atrophica,	атрофія сосудистой оболочки.
Chou blanc, sm.	бѣлая капуста.
Chou fleur,	цвѣтная капуста.
Chou croute,	кислая капуста.
Chromates,	соли хромовой кислоты.
Chromatie, sf.	хроматизмъ.
Chromatique, Phys.,	хроматика, часть оптики, занимающаяся измѣреніемъ свѣта.
Chromatomètre,	хроматометръ.
Chrome, sm.	хромъ.
— oxyde de chrome,	окись хрома.
Chromidrose, sf.	отдѣленіе пота синяго цвѣта на кожѣ вѣкъ.
Chromique (acide),	хромовая кислота.
Chronique,	хроническій.
Chronographe,	хронографъ.
Chrysanthème, sm. plante,	златоцвѣтъ.
Crysocome, sf. plante,	золотовласикъ.
Chrysolithe, sf.	хризолитъ.
Chuchotement, sm.	шепотъ.
Chute v. prolapse,	
Chute des corps, Phys.,	паденіе тѣлъ.
Chyle, sm.	хилъ.

Chylifères (vaisseaux),	хилопосные сосуды, млечные сосуды.
Chylurie, sf.	хилурія.
Chyme, sm.	пищевая кашица.
Cicatrice, sf.	рубецъ.
Cicatriciel, elle.	рубцевый.
Cicatricial (tissu),	рубцевая ткань.
Cicatrisation, sf.	рубцеваніе.
Cicutine, sf. v. Conicine,	
Cigares médicamenteux,	лекарственныя сигаретки.
Ciguë, sf. grande ciguë ou ordinaire, l. Cicuta major, Coniium maculatum L.,	болиголовъ, пятнистый омегъ.
Ciguë vireuse ou cicutaire aquatique, l. Cicuta virosa,	цикута.
Cigogne, sf. oiseau,	аистъ.
Cil, sm.	рѣсница.
— pince à cils,	рѣсничный пинцетъ для вырыванія завернутыхъ рѣсницъ.
Ciliaire,	рѣсничный.
— artères ciliaires postérieures,	артеріи рѣсничныя заднія.

— blépharite ciliaire,	воспаленіе края вѣкъ, блефоритъ
— corps ciliaire, cervelet,	рѣсничпое тѣло.
Ciliaire (muscle —, tenseur de la choroïde, muscle de Brücke,	мышца Брюкке, рѣсничная мышца.
Ciliaires (artères — courtes),	короткія рѣсничныя артеріи.
Ciliaires (art. ciliaires longues),	длинныя рѣсничныл артеріи.
Cilio spinal (centre),	рѣсично-спинной центръ, центръ для расширенія зрачка.
Ciliaire (ganglion),	рѣсничный нервный узелъ.
Ciliaires courts (nerfs),	короткіе рѣсничпые нервы.
Ciliaire (paralysie du muscle — ou paralysie d'accomodation),	параличъ рѣсничной мышцы или аккомодацій.
Ciliaire (parésie du muscle),	парезъ рѣсничной мышцы.
— nerfs ciliaires,	рѣсничные нервы.
— spasme du muscle ciliaire,	спазмъ рѣсничной мышцы или спазмъ аккомодаціи.
Ciller,	мигать.
Cinabre, sm. ou sulfure de mercure,	киноварь.

Cinchonicine, sf,	цинхоницинъ.
Cinchonidine, sf.	цинхонидинъ.
Cinchonine, sf. alc.	цинхонинъ.
Cinchovatine, sf. ou l'aricine *),	цинховатинъ или арицинъ.
Cinématique, partie de la mécanique,	кинематика.
Cinération, sf.	испепеленіе.
Circoncision, sf.	обрѣзаніе.
Circonflexe (artère iliaque),	завороченная подвздошная артерія.
Circonvolution, sf. Anat l. gyrus,	извилина.
Circonvolutions ascendantes ou centrales, Anatomie.	восходящія или центральныя извилины.
Circuit, sm.	токъ.
— fermer le circuit,	замыкать токъ.
Circulation du sang,	кровообращеніе.
Circulation générale ou grande circulation,	большой кругъ кровообращенія.

*) Cinchovatine ou l'aricine, qu'on a retirée du quinquina blanc d'Arica et du quinquina Jaën.

Circulation pulmonaire ou petite circulation,	малый кругъ кровообращенія.
Circulation veineuse de l'intérieur du crâne,	внутричерепное венозное кровообращеніе.
Circumduction (mouvement de —),	движеніе называемое конусообразнымъ вращеніемъ.
Circumnutation de la tige, Bot.	круговое вращеніе стебля, циркумпатація.
Cire végétale,	растительный воскъ.
Cireuse (degénéréscence),	восковое перерожденіе.
Cirre, sm. Botan.	усъ, усикъ.
Cirrhose, sf.	циррозъ.
Cirsocèle, sf. dilatation des veines du scrotum,	расширеніе венъ мошонки.
Ciste, sm. Botan.	ладанникъ.
Cystitome, sm. instrum.	цистотомъ, инструментъ.
Citerne, sf.	цистерна.
Citrate,	соль лимонной кислоты.
Citrate de fer,	лимоннокислое желѣзо.
Citrate de magnésie,	лимоннокиская магнезія.
Citrique (acide),	лимонная кислота.
Citron, sm. fruit du citronnier,	лимонъ.
— huile de citron,	лимонное масло.

— écorce de citron,	лимонная корка.
— suc de citron,	лимонный сокъ.
Citronelle, sf., plante,	мелосса.
Citronnier, sm. arbre,	лимонное дерево.
Citrouille, sf.	тыква.
— semences de,	сѣмена тыквы.
Civiale (uréthrotome de —), instr.	уретротомъ Civiale'a.
Claquement valvulaire,	захлопываніе клапановъ.
Clarification, sf. Pharm.	освѣтлѣніе.
Clavicule, sf.	ключица.
— corps de la clavicule,	тѣло ключицы.
— extremité externe ou acromiale,	наружный конецъ ключицы.
— extremité interne ou sternale,	внутренній конецъ ключицы.
Claviculaire (région),	ключичная область.
Clématite,	ломоносъ.
l. Clematis,	лозинка, растеніе.
Clérodendre, Clerodendron L.,	волкомерія.
Clicterodoctomie, sf. opération,	вырѣзываніе клитора.
Climat, sm.	климатъ.
Climat brûlant,	тропическій климатъ.